DES

LANGUES NOIRES

PAR

Charles RAYER

Docteur en médecine de la Faculté de Paris.

⁓⁓⁓

PARIS

A. PARENT, IMPRIMEUR DE LA FACULTÉ DE MÉDECINE

A. DAVY, successeur

52, RUE MADAME ET RUE MONSIEUR-LE-PRINCE, 14

1883

DES
LANGUES NOIRES

PAR

Charles RAYER
Docteur en médecine de la Faculté de Paris.

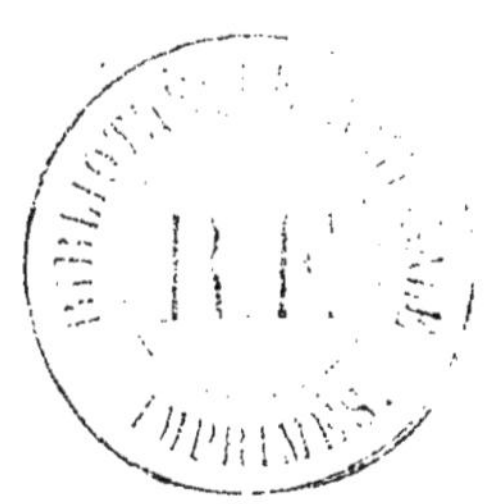

PARIS

A. PARENT, IMPRIMEUR DE LA FACULTÉ DE MÉDECINE
A. DAVY, successeur
52, RUE MADAME ET RUE MONSIEUR-LE-PRINCE, 14

1883

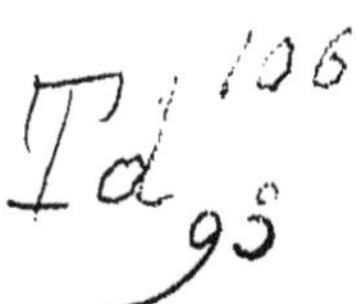

A LA MÉMOIRE DE MON PÈRE

A MA MÈRE

A MA SŒUR

A MON BEAU-FRÈRE LEON LANDRY

A MES PARENTS

A MES AMIS

A M. VULPIAN

Professeur à la Faculté de médecine,
Médecin de l'Hôtel-Dieu,

A M. DESPRÉS

Professeur agrégé à la Faculté de médecine,
Chirurgien de l'hôpital de la Charité.

A MON PRÉSIDENT DE THÈSE

M. LE PROFESSEUR PETER

Médecin des hôpitaux.
Officier de la Légion d'honneur.

A M. RAYMOND

Professeur agrégé à la Faculté de médecine,
Médecin de l'hospice des Incurables d'Ivry.

DES LANGUES NOIRES

INTRODUCTION.

Dans la séance du 8 décembre 1876, M. Lancereaux, alors médecin de l'hôpital Saint-Antoine, communiqua à la Société médicale des hôpitaux de Paris une note sur un cas de *langue noire*. Dans cette note, M. Lancereaux exprimait le désir que son travail pût servir à des observations ultérieures; or, depuis cette époque, un seul travail a été présenté sur ce sujet, celui de M. Dessois en 1878.

La *langue noire* est donc une affection rare et peu connue.

C'est pourquoi, ayant eu occasion d'en observer un cas dans le service de M. le Dr Raymond, à l'hospice d'Ivry, nous avons cru devoir en faire le sujet de notre thèse inaugurale.

Nous intitulons notre travail: *Des langues noires*, parce que nous avons constaté si peu d'accord parmi toutes les observations que nous avons recueillies, qu'il nous a semblé qu'il devait exister plusieurs espèces de langue noire.

Dans ce modeste travail que nous soumettons à la bienveillance de nos examinateurs, voici quel plan nous avons suivi.

Nous nous sommes d'abord occupé de l'historique de la question en passant en revue toutes les observations connues jusqu'à ce jour.

Dans un second chapitre nous avons présenté notre observation personnelle, très détaillée tant au point de vue clinique qu'au point de vue de l'anatomie pathologique, puis présenté les diverses considérations que nous a inspirées la comparaison de notre observation avec les observations précédentes.

Enfin, dans un troisième chapitre, nous nous sommes occupé du diagnostic, du pronostic et du traitement.

Qu'il nous soit permis, avant de commencer, de remercier M. Raymond de l'intérêt qu'il n'a cessé de nous témoigner et des conseils qu'il a bien voulu nous donner. Nous remercions en même temps M. Peter d'avoir bien voulu accepter d'être notre président de thèse.

CHAPITRE PREMIER.

HISTORIQUE.

Cette affection a été signalée pour la première fois par Rayer (1). « J'ai vu, dit-il, plusieurs exemples de coloration noire de la langue ; ordinairement, la matière colorante déposée sur les bords de cet organe, en petits points rapprochés, d'un noir bleuâtre, s'étend sur la face supérieure de cet organe. La langue est d'ailleurs parfaitement saine.

« Il faut distinguer ces colorations pigmentaires des colorations noires artificielles que produisent certaines préparations alimentaires ou médicamenteuses, et de celle que peut occasionner accidentellement la réaction de deux substances dont l'une contient du tannin et l'autre du fer, introduites dans la bouche en même temps ou à peu de distance l'une de l'autre. »

Là se borne sa remarque que nous avons reproduite en entier. Il voit bien que cette coloration est essentielle, mais il n'en recherche pas la nature.

De 1835 à 1855, rien en France. A cette époque, Bertrand de Saint-Germain, dans une note à l'Académie des sciences, rapporte quatre observations de

___

(1) Rayer. Traité théorique et pratique des maladies de la peau 1835), vol. III, p. 573, article Nigrite.

cette coloration qu'il désigne sous le nom de *Ni-gritie de la langue en dehors de tout état fébrile*. Il s'exprime ainsi :

« Un phénomène pathologique des plus rares, qui se trouve signalé dans le savant traité de M. Rayer sur les Maladies de la peau, mais dont je n'ai rencontré la description nulle autre part, s'est offert quatre fois à mon observation depuis douze ans : c'est la coloration noire de la face supérieure de la langue, telle qu'on l'observe à l'état normal chez le perroquet et la girafe, et accidentellement et par plaques chez le bœuf, le mouton, le chien et le chat, etc., et qui se produit beaucoup plus rarement, mais aussi d'une manière plus complète chez l'homme, en dehors de tout état fébrile, sans qu'il y ait augmentation appréciable du volume de la langue, ni rigidité, ni douleur, ni enduit superficiel. J'ai, dis-je, observé ce phénomène quatre fois: en premier lieu, chez une jeune fille de treize ans dont l'état d'émaciation et de paraplégie croissantes dénotait une altération profonde des centres nerveux.

« En second lieu, chez une dame asthmatique de 70 ans qui n'était pas plus souffrante que d'habitude.

« En troisième lieu, chez un vieillard, du reste bien portant.

« Et enfin chez une enfant de 11 ans, convalescente d'une fièvre typhoïde.

« Dans ces divers cas, la coloration s'est manifestée, dès le début, comme d'une tache d'un noir très vif et de forme ovale, sur la ligne médiane, d'où elle s'est étendue par degrés à toute la surface de la langue. Elle est restée stationnaire environ dix jours, puis s'est effacée peu à peu, en sens inverse du mode de propagation, c'est-à-dire de la circonférence au centre, présentant sur ses bords un liséré jaunâtre ainsi qu'une ecchymose en résolution. La durée moyenne du phénomène, dans son ensemble, est de quarante à soixante jours.

« Les individus affectés n'accusaient d'autre incommodité nouvelle qu'un sentiment de sécheresse dans toute la bouche : ils se plaignaient de manquer de salive.

« Les lotions et autres moyens propres à déterger la langue ne changeaient rien à son aspect ; il était tel qu'on ne pouvait méconnaître une production insolite de ce même pigmentum qui colore la peau du nègre. Une hémorrhagie sous-épidermique, en augmentant le volume de la langue et la difficulté de ses mouvements, n'aurait pas donné cette coloration d'ébène.

« C'était donc là une de ces taches pigmentaires, accidentelles et temporaires, que les auteurs ont signalées ; le siège seul en fait la singularité, car M. le professeur Cruveilher, dans son Anatomie descriptive, dit formellement qu'il n'existe jamais de matière colorante noire sur la langue de l'homme.

Les faits rapportés ci-dessus prouvent qu'il peut s'en produire (1) ».

Je note en passant que les quatre malades de Bertrand de Saint-Germain se composent d'un vieillard et de trois personnes sous l'influence d'une misère physiologique incontestable.

Avant Bertrand de Saint-Germain, Eulenberg avait décrit une coloration semblable de la langue où l'examen microscopique lui permit de constater la présence de granulations pigmentaires entourant les cellules épithéliales. C'est le premier qui ait fait cette remarque.

C'est notre cher et regretté maître Gubler qui, le premier chez nous, soupçonne l'existence d'un parasite qu'il n'a pu découvrir. Je ne puis résister au désir de reproduire ici une partie de l'excellente description, à la fois originale et pittoresque qu'il fait, dans un article sur la séméiologie de la bouche, de cette affection qu'il appelle : *coloration noire extrinsèque spontanée de la langue* (2). « Chez quelques personnes, écrit-il, spécialement chez des malades et des vieillards, on remarque sur la face dorsale de la langue un enduit noir ayant manifestement son siège dans la couche d'épithélium qui est alors très épaisse. Les gaines épithéliales des papilles forment en ce cas de longues villosités couchées en sens dif-

(1) Bertrand de Saint-Germain. Nigrite de la langue en dehors de tout état frébile. Comptes rendus des séances de l'Acad. des sciences, 28 mars 1855.

(2) Bouche (Seméiologie). Dict. des sciences médicales.

férents à peu près comme l'herbe versée. La couleur noire, plus profonde au milieu de la langue où l'épithélium est plus haut, s'atténue vers les bords et à la pointe où la cuticule épidermique est plus rare. Il est impossible de détacher la couleur noire sans enlever les coiffes épithéliales et l'opération est difficile à exécuter. »

Presque au même moment et sans qu'ils se fussent communiqué leurs recherches, M. Maurice Raynaud présentait à la Société médicale des hôpitaux une note très complète sur ce même sujet (1). Il donnait en même temps de l'aspect de la langue une description analogue, la comparant à un champ de blé, « lorsque, après un violent orage, les épis mouillés et renversés par la pluie se réunissent en touffes épaisses, couchées et entre-croisées en divers sens ».

En raclant la surface de la langue, il recueillit des filaments noirâtres atteignant jusqu'à un centimètre de longueur, qui n'étaient autre chose qu'une desquamation des papilles piliformes dont l'épithélium semblait s'être accru uniquement dans le sens de la longueur, et qui offraient une structure qu'il comparait à celle des poils ou des ongles. En cherchant la cause de la coloration de ces filaments, M. Raynaud aperçut sur presque tous un nombre considérable de spores.

(1) Bulletins et mémoires de la Société médicale des hôpitaux, t. VI, 3ᵉ série, année 1869).

Dans sa note, l'auteur discute avec grand soin la nature parasitaire de ces spores. Elles étaient arrondies ou légèrement ovoïdes, et leur diamètre moyen de 0,0045 millimètres. Il est donc impossible de les confondre avec celles de *l'oïdium albicans*, qui ont fréquemment 0,007 millimètres de diamètre et sont toujours accompagnées de tubes de mycelium, tandis que M. Raynaud n'a pu en trouver dans le cas dont il s'agit. On ne saurait non plus les rapporter au *leptothrix buccalis*, sorte d'algue microscopique qui, d'après la description de M. Ch. Robin (1), est constituée par des filaments de 0,0005 millimètres de diamètre, ne s'accompagnant du reste jamais de spores ni de sporanges. Ce ne sont pas davantage des cellules de *cryptococcus cerevisiæ*, dont les spores atteignent de 0,007 à 0,01 millimètres de diamètre et au milieu desquelles on remarque presque toujours un noyau brillant. L'auteur en arrive ainsi, malgré l'absence de mycélium et de tubes sporulaires, à rapprocher les spores qu'il avait observées des spores du microphyte de la teigne tonsurante, de l'herpès circiné et de la mentagre, sinon à les identifier avec elles.

Le sujet qui avait donné lieu à cette observation était une pensionnaire de Sainte-Périne, âgée de 73 ans, ayant toujours joui d'une bonne santé, et n'éprouvant d'autres phénomènes qu'une sensa-

---

(1) Ch. Robin. Histoire naturelle des végétaux parasites. Paris, 1853, p. 351.

tion de gêne dans la bouche. M. Raynaud, dans sa communication, rapporte deux autres cas de coloration noire de la langue : le premier chez une jeune fille épileptique de 11 ans, le second chez un enfant de 2 ans que lui avait adressé M. Féréol. Mais dans ces deux cas, n'ayant pas trouvé d'une façon évidente des spores analogues à celles décrites précédemment, il en conclut que la coloration noire de la langue devait être attribuée non à un parasite, mais à la condensation des éléments de l'épithélium lingual transformé en cylindre piliforme, transformation qui offre au parasite les conditions d'habitat favorables à son développement, mais qui n'en est pas la conséquence.

M. Féréol, dans une note lue à la Société des hôpitaux, le 25 juin 1875 (1), vint apporter à cette manière de voir une observation favorable en exposant un nouveau cas de coloration noire de la langue, où il lui était impossible de trouver des spores analogues à celles vues et décrites par M. Raynaud.

Je demande la permission de rapporter cette note en entier.

« Je désire entretenir, pendant quelques instants, la Société d'un sujet dont l'intérêt est limité à coup sûr, mais qui a déjà fait l'objet d'une communication accueillie ici avec faveur, par mon collègue et ami le docteur Raynaud. Il s'agit de certaines colorations noires de la langue, déjà étu-

(1) Bulletins et mémoires de la Société médicale des hôpitaux de Paris, séance du 25 juin 1875.

diées sommairement par M. Gubler dans son savant
article du *Dictionnaire des sciences médicales* sur *la Séméiologie de la bouche*. Presque au même moment, et
sans s'être communiqué leurs recherches, M. Gubler et M. Raynaud donnaient une description originale et pittoresque, presque identique dans la
forme, de ces colorations noires qui siègent à la
partie postérieure de la langue, en avant du V lingual, sur la partie médiane, où elles forment un
autre V à pointe antérieure, sans s'étendre sur les
côtés de l'organe, et où elles constituent une sorte
de gazon, plus ou moins épais, que nos deux con-
frères ont comparé tous les deux à des épis ou à du
foin couché par la pluie.

« Dans son article, M. Gubler se demandait si cet
aspect singulier, qu'on ne peut attribuer à la coloration produite par le vin, puisqu'elle persiste alors
même que l'usage du vin est totalement supprimé,
n'était pas dû à la présence d'un parisite que, du
reste, il avait cherché sans le trouver.

« Mais, dans le mémoire qui vous a été lu ici
même, M. Raynaud vous a communiqué une observation dans laquelle il avait trouvé des spores disséminées en grande quantité dans ces sortes de
poils épithéliaux; il a discuté avec grand soin la
nature de ces spores, en s'appuyant de l'autorité de
M. Ch. Robin et de M. Balbiani, avec qui il les
avait étudiées; et il a conclu qu'elles se différen-
ciaient absolument des spores du muguet et de
celles de la levure de bière, qu'elles n'avaient au-

cune apparence de parenté avec l'algue microscopique connue sous le nom de *leptothrix buccalis*, et
que, malgré l'absence de mycélium et de tubes sporulaires, elles paraissaient très analogues ou iden-
tiques aux éléments sporulaires du trichophyton de
la teigne tonsurante. Aujourd'hui, il semble qu'on
ait de la tendance à généraliser le fait observé par
M. Raynaud et à attribuer l'espèce d'hypertrophie
épithéliale piliforme qui caractérise cette coloration
noire de la langue à la présence du parisite.

« Dans l'article *Langue (séméiologie)* du *Dictionnaire
de médecine et de chirurgie pratiques*, article fort savant et fort bien fait du reste, notre collègue M. A.
Rigal, tout en réservant à l'avenir la conclusion
définitive à intervenir sur ce point, prête, à tort, à
M. Raynaud l'opinion qui subordonne la coloration
de la langue à la présence du parasite. La conclusion du mémoire de M. Raynaud est tout opposée et
je la reproduis ici : — « Est-ce le parasite qui pro-
« voque la prolifération et la condensation des élé-
« ments de l'épithélium lingual? Est-ce au con-
« traire l'épithélium, préalablement transformé en
« cylindre piliforme, qui offre au parasite les condi-
« tions d'habitat qui favorisent son développement?
« *Cette dernière manière de voir, me paraît la seule*
« *admissible.* »

« Cette conclusion s'imposait en quelque sorte à
M. le docteur Raynaud, puisque, sur quatre cas de
coloration noire de la langue qui servaient de
base à son mémoire, il y en avait trois dans lesquels

le parasite avait fait défaut, et qu'il en était de même
pour un cinquième cas observé par M. Gubler.

« Aujourd'hui, et c'est ce qui justifie ma communication, j'apporte un deuxième cas dans lequel les
spores analogues au trichophyton font également
défaut.

« Je mets sous les yeux de la Société des préparations et un tube contenant une assez grande quantité de ces poils épithéliaux développés sur la langue d'un homme de 40 ans; chacun pourra s'assurer
de la composition épithéliale de ces bizarres productions et de l'absence de toute spore analogue à
celles qu'a vues et décrites M. Raynaud.

« Il paraît donc bien évident que, dans le cas
jusqu'à présent unique de notre collègue, il y a eu
simple coïncidence et développement de spores
dans un milieu qui lui était favorable, mais que ces
productions peuvent naître et se développer en dehors de toute excitation causée par la présence d'un
parasite.

« Si je ne craignais de sortir du sujet, je dirais
qu'il en est de même pour la mentagre, où le rôle
du parasite me paraît avoir été singulièrement exagéré. Depuis que j'étais interne à l'hôpital Saint-Louis, il ne m'est pas passé par les mains un mentagreux que je n'aie cherché dans les poils de sa
barbe les spores du tricophyton ou de tout autre
mycrophyte ; j'y ai souvent passé des heures entières, et je ne crois pas avoir constaté plus de deux
ou trois fois la présence du végétal.

« Pour terminer, je dirai quelques mots seulement des circonstances où la coloration noire de la langue s'est présentée chez le malade qui me fournit l'occasion de cette note. C'est un homme d'une quarantaine d'années, comme je l'ai dit, d'une assez bonne santé habituelle, mais qui venait d'être assez fortement éprouvé par des inquiétudes et des fatigues. Un de ses enfants venait d'avoir un croup fort grave, trachéotomisé et guéri. Lui-même avait été pris d'une amygdalite pultacée, avec fièvre et malaise considérable qui avait duré plus longtemps que ne dure d'ordinaire cette petite maladie; c'est dans la convalescence que la coloration noire de la langue est apparue voilà un peu plus d'un mois; elle dure encore, bien que très atténuée. Je lui fais racler la langue tous les matins avec un couteau d'argent, puis il la touche avec un pinceau imbibé d'une solution de sublimé au 1/500. Il a eu quelque peine à faire la récolte que je présente à la Société, tandis qu'il y a un mois il lui était facile avec les doigts d'arracher des pincées de ces productions piliformes.

« La lésion est absolument semblable à celle que j'avais constatée déjà moi-même chez une enfant de 2 ans que j'ai envoyée à mon collègue le Dr Raynaud, et qui figure dans le mémoire qu'il vous a lu. Ce sont des lamelles épithéliales imbriquées les unes sur les autres, à la manière des barbes d'une plume, et offrant de grandes analogies avec la structure du poil. La coloration noire est due à une teinte générale qui les imbibe, sans qu'on puisse découvrir aucun dépôt de pigment dans les cellules ; aussi il me semble que M. Rigal a eu tort de rapprocher dans une même description les poils observés par M. Raynaud, par M. Gubler et par moi-même, de ceux qui ont été décrits par M. Bertrand de Saint-Germain sous le nom de *nigritie* de la langue. La description de ce dernier auteur diffère quelque peu de la nôtre, et il l'attribue à une sécrétion pigmentaire. Il est vrai qu'il ne justifie pas son opinion par un examen anatomique probant ; mais Eulenberg décrit un cas dans lequel l'examen microscopique lui a démontré la présence de granulations pigmentaires autour des cellules épithéliales. Il est donc bon jusqu'à nouvel ordre, de laisser à part les faits de M. Bertrand de Saint-Germain en les rapprochant de celui d'Eulenberg.

Quant à la lésion dont je vous apporte un exemple, elle me semblerait mériter le nom d'*hypertrophie épithéliale piliforme*, et la présence du microphyte vu par M. Raynaud me paraît devoir être considérée comme accidentelle ou tout au moins comme un simple épiphénomène. »

A cette communication, M. Maurice Raynaud répondit par ces paroles :

« En pareil cas, j'ai toujours trouvé des spores qui n'ont, du reste, rien de commun avec ceux du muguet. Ce qui fait que, pour moi, il s'agit d'une affection parasitaire. Je me propose même de m'inoculer cette affection pour en démontrer la nature. »

Nous verrons plus loin les résultats de cette inoculation.

La balance penchait en faveur de M. Féréol, lorsque M. Lancereaux communiqua à son tour, dans la séance du 8 décembre 1876, une note sur un nouveau cas de *langue noire*, où il reconnut la présence de spores analogues à celles décrites par M. Raynaud chez un homme de 50 ans, dont la nièce était atteinte elle aussi de la même affection.

Nous ne saurions mieux faire que de rapporter ici cette note ; car, à notre point de vue, c'est chez elle que nous avons trouvé le mieux étudié le microphyte que nous-même avons essayé de décrire dans notre observation personnelle.

« Un cryptogame, différent du champignon du muguet, a été observé sur la membrane muqueuse de la langue, à laquelle il donne une coloration noire toute spéciale. Signalé par M. Maurice Raynaud, qui a fait connaître ses principaux caractères, ce parasite a été trouvé par nous à la surface de la langue d'un homme âgé de 50 ans, et dont une nièce était atteinte de la même affection.

« Quoique jouissant d'une bonne santé, cet homme était incommodé par une sensation de gêne légère, et surtout fort inquiet de l'état de sa langue, qu'il examinait plusieurs fois dans le cours de la même journée. Celle-ci présentait une coloration noire très prononcée, comme si on l'eût barbouillée avec de l'encre. Cette coloration débuta vers la partie

moyenne de l'organe et en avant du V lingual, s'é-
tendit peu à peu, de façon à atteindre toute la face
dorsale de la langue et à laisser seulement les bords
intacts et rosés. Elle forma ainsi une large plaque manifestement saillante et tout à fait noire,
plus allongée dans le sens de l'axe de l'organe que
dans le sens transversal, et nettement circonscrite
sur ses bords. Cette plaque tomenteuse, ou mieux
villeuse, représentait une sorte de gazon touffu, et
semblait constituée par de fins cheveux, les uns entre-
croisés, les autres régulièrement disposés, principalement vers la pointe de l'organe, où il existait par
moments comme une raie médiane.

« Une spatule promenée à la surface de la langue
ramenait un magma noir, abondant, qui, agité
dans l'eau, laissait voir un grand nombre de filaments semblables à des poils de différente grandeur, pouvant atteindre jusqu'à un centimètre de
longueur.

« Placés sur le champ du microscope et vus par
transparence, ces filaments apparaissent sous la
forme de petits cylindres, d'un jaune ocreux, offrant
une partie centrale plus claire, bordée de chaque
côté par une bande plus foncée. Ces cylindres sont
formés d'éléments épithéliaux fortement tassés les
uns contre les autres, aplatis et souvent difficiles à
reconnaître; leurs bords sont hérissés de lamelles
épithéliales adhérentes par une extrémité, libres
par l'autre et assez régulièrement étagées à la manière des barbes d'une plume. Traités par la po-

tasse, ils offrent une structure épithéliale plus nette, qui, selon la comparaison de notre collègue Raynaud, ne manque pas d'une certaine analogie de structure avec les poils ou encore avec les ongles.

« Ces cylindres qui, en somme, ne sont que le revêtement épithélial hyperthrophié et allongé des papilles filiformes de la langue, offrent sinon tous, du moins un certain nombre, comme incrustés à la surface, des corps cellulaires très réfringents, insolubles dans l'éther, ordinairement disposés en amas et qui sont manifestement des spores. Ces spores, sphériques, plus rarement ovoïdes, ont un diamètre qui varie entre 0,004 et 0,005 millimètres; elles sont réunies en petits amas plutôt que disposées en chapelet, ordinairement attachées aux cylindres épithéliaux; elles sont quelquefois libres ou fixées sur des cellules épithéliales isolées.

« Il existait en outre, chez mon malade, des tubes sporifères, ondulés, ramifiés. Toutefois, ces tubes n'ont peut-être pas une existence constante; car, après les avoir trouvés une première fois en compagnie de nombreuses spores, il m'a été impossible de les rencontrer une autre fois, alors que les spores étaient d'ailleurs moins abondantes; mais il est juste de dire qu'à cette époque le malade était, depuis près de cinq mois, soumis à un traitement par le chlorate de potasse et le bicarbonate de soude.

« L'impossibilité d'avoir sous la main le malade porteur de cette affection ne m'a pas permis de

faire une étude suivie du végétal dont il est ici question ; néanmoins, j'ai tenu à en donner un dessin,
lequel, je l'espère, pourra servir à des observations
ultérieures.

« L'hypertrophie épithéliale et la présence de ce
parasite sont, évidemment, la cause de la coloration
si particulière de la langue ; mais lequel de ces
deux éléments joue ici le principal rôle ? Il me serait difficile de le dire. Je n'oserais, toutefois, avan-
cer, avec M. Raynaud, que c'est simplement l'épithélium transformé en cylindre piliforme, car, si
parfois on ne trouve pas de spores, il n'est pas certain que celles-ci n'aient pas existé au préalable. »

La discussion fut close par ces deux réponses :

M. Féréol : « Dans un cas de langue noire moins
ancien, je n'ai trouvé ni spores, ni mycélium. »

M. Vidal : « Chez un malade atteint de gastrite
chronique et de langue noire, j'ai rencontré un
mycélium paraissant être celui du leptothrix buccalis, et, de plus, le mycélium d'un parasite que je
crois accidentel dans ce cas, celui de la *puccinia* ».

Si je cite tous ces détails, c'est pour montrer,
avec preuves à l'appui, qu'il peut exister plusieurs
espèces de langue noire. Cette démonstration sera
plus facile encore lorsque j'aurai analysé un travail plus récent, la thèse de M. Dessois, soutenue
en 1878.

Je ne dirai que quelques mots au sujet de la thèse
de M. Laveau, soutenue quelques mois avant la communication de M. Lancereaux.

Dans l'observation de M. Laveau, le produit du raclage ayant été mis dans un tube en verre, aux trois quarts plein d'eau et agité vigoureusement, s'est désagrégé, et on a vu flotter dans l'eau une foule de filaments noirâtres, semblables à des poils de différente grandeur. Une autre partie ayant été déposée sur un verre s'est desséchée en formant une couche feutrée assez résistante, dont les bords rappelaient assez bien l'aspect du drap déchiré.

L'examen microscopique qu'il en a fait avec l'aide du docteur Magnin l'a conduit à des résultats analogues à ceux de M. Raynaud.

L'épithélium, hypertrophié en longueur, était très réfringent et offrait exactement l'aspect décrit par M. Raynaud.

On rencontrait également des spores en assez grande quantité, de forme ovoïde, ayant $0^{mm}004$ à $0^{mm}005$ de long seulement; au lieu d'être incrustées sur les poils, elles étaient libres. On les rencontrait disséminées dans la préparation par petits groupes de cinq à six.

Il n'existait nulle part de mycélium pouvant faire croire qu'on fût tombé par hasard sur des spores de *leptothrix buccalis*.

Bref, pour M. Laveau, l'affection décrite sous le nom de langue noire est caractérisée par deux éléments principaux:

« 1° La prolifération et l'hypertrophie de l'épithélium qui prend l'aspect de poils, de barbes de

plume et devient en même temps plus réfringent ;

« 2° L'existence, en plus ou moins grande quantité, de spores libres, sans tubes mycéliaux, et présentant beaucoup d'analogie ave les tricophytons.
Le premier de ces éléments est constant, mais il
n'en est pas de même du second qui n'a pas été
retrouvé dans tous les cas de langue noire. »

Pourquoi alors M. Laveau en fait-il un des caractères de la langue noire ?

Enfin, nous arrivons à la thèse de M. Dessois qui,
lui, est beaucoup plus affirmatif, car il n'hésite pas à
dire carrément que c'est le microphyte qui produit
l'affection qui nous occupe.

C'est M. Maurice Destureaux, externe des hôpitaux, agé de 24 ans, qui, atteint de langue noire,
fournit lui-même son observation à M. Dessois.

Vers la fin du mois de septembre 1878, étant
encore à la campagne, M. Destureaux remarqua
plusieurs fois que sa langue était recouverte d'une
coloration noire qui allait en s'étendant. Déjà un
aspect analogue avait un peu attiré son attention
auparavant, mais les nuances étaient si légères,
l'étendue si limitée, les sensations habituelles si
normales et l'altération si bien dissimulée sous un
enduit saburral ordinaire, qu'il ne pouvait s'en
inquiéter.

L'intensité et l'extension rapide de la coloration
noirâtre l'engagèrent bientôt à en rechercher la cause
et le traitement. Dès son retour à Paris il demanda

l'opinion de son maître, M. Brouardel, qui, reconnaissant « la langue noire, » l'adressa à M. Lailler, afin de déterminer la nature et les caractères du microphyte en soupçon. M. Lailler découvrit l'existence de très fines granulations, qui étaient manifestement des spores, puisque ni la potasse, ni l'éther n'avaient sur elles d'action altérante, dissolvante ou destructive. Mais ces spores lui semblèrent si petites, si nombreuses, qu'il pria M. Malassez de vouloir bien les étudier. Durant plusieurs jours M. Malassez moissonna abondamment ses papilles à des périodes variables de coloration. M. Destureaux fit de son mieux pour lui fournir une flore haute de couleur.

C'était la seconde fois que la coloration prenait une telle intensité. Vers le 5 octobre, en effet, il s'était surpris un matin se tirant devant une glace une langue parfaitement noire. Cette teinte avait persisté environ dix jours, en diminuant peu à peu d'intensité ; l'altération avait présenté une période d'augment plus courte que la période de déclin.

La seconde atteinte, arrivée le 9 novembre, fut plus brusque dans son développement : en deux jours, elle atteignit son maximum.

Passant par diverses nuances alternatives (blanche, jaune, puis brunâtre, puis noire), s'étendant progressivement sur la face du V lingual vers les bords où elle n'était marquée que par un léger pointillé, laissant indemne la face inférieure, semblant s'enfoncer avec l'organe vers l'isthme du gosier, respectant la pointe, s'exagérant dans les points où l'hypertrophie papillaire s'exagérait elle-même ; tels étaient les divers caractères de la coloration dans les deux manifestations citées plus haut.

Si de plus on ajoute l'absence de douleurs, d'enduit saburral, de fétidité et de sensations désagréables, une sécheresse extrême, la possibilité de l'évolution en quelques jours, la teinte rosée ou violacée de la muqueuse à la surface de laquelle se détachent les papilles, la desquamation succédant assez rapidement à la coloration sans être jamais complète toutefois vers le V lingual, on aura un tableau fidèle des divers phénomènes qui accompagnèrent cette nigritie à son degré le plus intense.

Au moment de la première atteinte, M. Destureaux habitait dans une chambre humide ; la seconde atteinte fut précédée de l'ingestion, pendant quelques jours, de pastilles de chlorate de potasse qui provoquaient de la desquamation, et d'une application sur les papilles d'une solution de sublimé à 1/500.

M. Destureaux ne peut dire si l'hypertrophie papillaire qui accompagne la coloration a joué ici le rôle de cause à effet, si elle fut une simple coïncidence, si les deux altérations vécurent côte à côte sans s'entr'aider, ou si elles s'influencèrent réciproquement. Ce qu'il sait c'est que cette hypertrophie des papilles a précédé l'apparition de toute coloration appréciable et que son développement a été progressif. Son existence coïncide avec une dyspnée habituelle depuis plusieurs années ; son début lui semble consécutif à celle-ci, mais elle a progressé avec elle, se généralisant peu à peu à toute la surface linguale, tout en s'exagérant à certains points, surtout vers la partie médiane et le V lingual. En cet endroit (1), la langue semble comme partagée en deux parties symétriques par un profond sillon, virtuel, puisqu'il est formé sur ses bords par un épais chevelu de papilles enchevêtrées ; la profondeur du sillon présente des éléments moins nombreux mais plus hypertrophiés, sans ulcération, induration, croûtes ou éraillures de la muqueuse. « On pourrait comparer ce sillon, dit M. Destureaux, au chemin du passant à travers un gazon qui, en s'élevant en force et en hauteur semble creuser encore le sentier. » Ce ravin médian profond vers le V lingual se prolonge, mais moins marqué, vers la base de l'organe et vers sa pointe. De chaque côté, en avant, existent deux petits sillons courts, presque symétriques, de même provenance et de mêmes caractères, au fond desquels on trouve un entrecroisement touffu de papilles.

L'hypertrophie papillaire est très manifeste au voisinage de ces sillons et se présente sous forme d'aspérités qui, sous le doigt, donnent la sensation

____

(1) La description qui suit n'est applicable qu'au moment de la coloration noire.

d'une surface veloutée, comme dépolie, et qui, à
l'œil, offre assez l'image d'une langue de rumi-
nant.

Les saillies des papilles sont si prononcées que
deux tentatives de M. Baretta, pour mouler sa langue, ont échoué par suite de l'emprisonnement de
celles-ci dans la pâte dont le décollement était ainsi
impossible.

M. Destureaux a constaté une grande suscepti-
bilité de la muqueuse, rendue manifeste par un raf-
finement des sensations gustatives, allant quelquefois jusqu'à la douleur (liqueurs, tabac), et par
l'apparition assez fréquente d'apthes.

Il reconnut aussi une réaction acide de la bouche. A son réveil elle est plus manifeste, soit que
les produits épithéliaux s'accumulent et entrent en
fermentation (M. Destureaux respire la bouche entr'ouverte durant la nuit), soit que la dyspepsie
arthritique la produise, ou la favorise. Malgré cette
acidité, ni carie dentaire, ni fétidité buccale, ni sucre dans les urines.

En résumé, il résulte de cette observation que
l'affection dont nous nous occupons procède par
poussées successives; qu'elle disparaît presque
complètement pour se développer de nouveau presque aussitôt d'une manière progressive.

Avec l'aide de M. Malassez, M. Dessois examina
les papilles de son malade à des époques différentes du développement de l'affection. Des amas de
spores se développeraient d'abord à la base des pa-

pilles et les écarteraient les unes des autres. « La présence du parasite, dit-il, étant une cause d'irritation primitive, le revêtement épithélial de la papille s'hypertrophie en longueur, probablement parce qu'elle ne peut le faire en largeur à cause de l'obstacle que lui oppose la masse champignonneuse. Celle-ci prolifère en même temps, et bientôt elle forme autour de la papille une sorte de manchon. Les sporules s'insinuent, en outre, entre les cellules épithéliales les plus superficielles et les dissocient, de sorte qu'elles ne tiennent bientôt plus à l'axe que par l'intermédiaire de la masse parasitaire. Arrivée à ce degré de lésion, la papille, aplatie entre les deux lames de verre de la préparation, offre assez l'aspect d'une feuille dont la nervure médiane serait représentée par son axe, et le parenchyme par la végétation cryptogamique. Cette dernière, formée d'un amas considérable de sporules extrêmement fines, au milieu desquelles sont emprisonnées des cellules épithéliales dissociées, présente une teinte sépia diffuse, plus foncée sur les bords, où la couche est probablement plus épaisse, et au contraire à peine sensible au niveau de l'axe même de la papille. Nulle part on ne rencontre de granulations pigmentaires.

« La papille continue à s'allonger et le cryptogame à s'accroître ; celui-ci envahit bientôt toute la longueur de la papille. . . . .

« Bientôt, sous une influence que je ne saurais expliquer, toute cette masse parasitaire se détache, entraînant dans sa chute les cellules épithéliales sous lesquelles elle s'était insinuée, et laisse à nu l'axe de la papille allongée, autour duquel pendent encore quelques cellules retenues par leur bord supérieur. Formé de cellules épithéliales, cet axe présente une coloration noirâtre, et c'est à peine si l'on peut trouver à sa surface quelques sporules, lesquelles font défaut le plus souvent. »

Aussi, M. Dessois croit-il pouvoir conclure à la fin de son travail :

« 1° Que la coloration noire avec hypertrophie des papilles linguales coexiste toujours avec la présence d'un parasite végétal ;

« 2° Que cette coloration doit être rapportée au microphyte lui-même qui la communique aux gaines épithéliales allongées des papilles ;

« 3° Que l'hypertrophie papillaire, dont l'existence, préalable à un certain degré par suite d'une idiosyncrasie, présentait une condition favorable à l'implantation du parasite, est due principalement à l'irritation nutritive causée par ce cryptogame. »

Nous ne nous arrêterons pas pour le moment à discuter ces conclusions, non plus que celles des autres observations; nous terminerons ce chapitre, qu'on nous reprochera peut-être d'avoir trop détaillé, par un résumé historique.

Résumé historique. — C'est Rayer, qui, pour la première fois, en 1835, signale la langue noire, il

distingue la coloration noire des colorations artificielles, mais il n'en recherche pas la nature.

En 1855 Bertrand de Saint-Germain rapporte
quatre observations à l'Académie des sciences desquelles il conclut, contre le dire de Cruveilhier,
qu'il peut se produire sur la langue de l'homme
des taches pigmentaires, accidentelles et temporaires.

Avant lui Eulenberg avait décrit des granulations pigmentaires entourant les cellules épithéliales.

Gubler soupçonne ensuite l'existence d'un parasite et presque en même temps, en 1869, M. Maurice Raynaud, dans un cas de langue noire, décrit
des spores qu'il distingue de celles de l'oïdium
albicans, du leptothrix buccalis, du cryptococcus
cerevisiæ, et rapproche au contraire des spores du
microphyte de la teigne tonsurante, de l'herpès
circiné et de la mentagre. M. Raynaud, dans deux
autres cas analogues, n'ayant pas trouvé d'une façon évidente des spores semblables, conclut que la
coloration noire de la langue n'est pas due à un
parasite, mais à la condensation des éléments de
l'épithélium lingual.

En 1875, M. Féréol rapporte à la Société des hôpitaux l'observation d'un cas dans lequel les spores
font défaut; il considère le microphyte vu par
M. Raynaud comme accidentel.

En 1876. M. Lancereaux retrouve des spores. A

leur tour, MM. Laveau et Dessois en reparlent dans leur thèse inaugurale, ce dernier pour conclure franchement que la coloration noire est due au microphyte; mais aucun ne décrit les mêmes spores.

CHAPITRE II.

Die (Nicolas), né à Paris, âgé de 34 ans, plombier, entre à l'infirmerie de l'hospice d'Ivry, le 21 septembre 1882, salle Saint-Jean-Baptiste, lit n° 13.

Son père est mort à 69 ans des suites d'une chute, sa mère à 64 ans d'un érysipèle; son frère a été tué à la guerre de Crimée; il lui reste trois sœurs âgées de 40, 36 et 26 ans, toutes trois sont actuellement bien portantes.

Dans son enfance Die a eu quelques signes de scrofule : blépharite, adénopathie sous-maxillaire. Il commença son métier de plombier à 14 ans et, depuis cette époque, il n'a jamais eu d'accidents saturnins. Militaire pendant cinq ans, il a eu la fièvre intermittente en Algérie; cette fièvre a duré trois semaines.

Pas de syphilis, pas d'alcoolisme. Au mois d'octobre 1878, à la suite d'un bain, en Algérie, il eut une pleurésie gauche avec épanchement; la pleurésie dura cinq semaines.

Il revient en France, et, cinq mois après, nouvelle pleurésie du côté gauche pour laquelle il est traité dans le service de M. Vulpian, à la Charité.

Cette rechute a été précédée d'un crachement de sang (la valeur d'un verre). Depuis lors, de temps en temps, Die constate des filets de sang dans ses crachats.

Jusqu'en mai 1881, santé à peu près satisfaisante, car le malade continue son travail.

A partir de mai 1881, Die commence à tousser. Ce fut d'abord une toux sèche qui s'accompagna ensuite de crachats blancs, puis muco-purulents. Points de côté fréquents à gauche. Le malade perdit peu à peu l'appetit et fut obligé d'abandonner ses occupations. Alors il entre à l'hôpital, reçoit successivement les soins de MM. Maurice Raynaud et Ball ; enfin, il est dirigé sur l'hospice d'Ivry, où il entre en septembre 1882.

Etat actuel. — Amaigrissement notable, perte des forces, pâleur de la face, perte de l'appétit. Ongles hippocratiques en massue. Vomissements à la suite de quintes de toux ; diarrhée depuis sept semaines ; fièvre hectique vers les 3 heures de l'après-midi ; sueurs abondantes dès que le malade prend le lit. Palpitations fréquentes ; point de côté du côté gauche.

Submatité au sommet gauche, en avant légère exagération des vibrations vocales de ce côté, souffle caverneux avec gargouillement.

A droite et en avant le son de percussion est légèrement modifié ; à l'auscultation : diminution de la respiration et râles sous-crépitants fins sous la clavicule.

En arrière, du côté gauche, matité complète dans les fosses sous et sus-épineuses. Respiration très affaiblie sur toute la hauteur du poumon avec frottements pleuraux ; pas de souffle.

Du côté droit, submatité dans la fosse sus-épineuse. Dans la moitié inférieure du poumon, respiration supplémentaire ; dans la moitié supérieure, respiration modifiée comme quantité et comme timbre : l'inspiration est rude, l'expiration est très prolongée ; pas de frottements, ni de râles sous-crépitants.

En résumé, l'examen de la poitrine donne les résultats suivants : du côté gauche, pleurésie sèche avec excavation tuberculeuse au sommet ; du côté droit, induration du sommet et suppléance respiratoire dans la partie inférieure du poumon. Les crachats sont actuellement muco-purulents, nummulaires et nagent dans une certaine quantité de sérosité.

Pouls faible, mais régulier, donnant en moyenne 70 pulsations à la minute.

L'examen du cœur ne décèle la présence d'aucun bruit de souffle anémique ; en outre la pointe bat dans le cinquième espace intercostal ; la matité n'est point augmentée. A la base et au foyer d'auscultation de l'artère pulmonaire existe une accentuation du second bruit du cœur ; on perçoit par moments un bruit de dédoublement, mais qui est intermittent.

L'urine, traitée par la chaleur, l'acide nitrique

et la liqueur de Barreswil, ne dénote la présence ni de l'albumine, ni du sucre.

On constate actuellement, à la face dorsale du pied, à la jambe le long du tibia, un œdème léger, blanc, mou, dépressible, s'accentuant surtout le soir lorsque le malade s'est fatigué. Cet œdème ne s'accompagne pas de douleur, on ne perçoit pas la sensation de cordes douloureuses sur le trajet des veines.

Ce qui frappe surtout dans l'état du malade, c'est l'état de sa langue.

Lorsqu'on examine la face dorsale de cet organe, on remarque que le sillon médian est très accentué et, de chaque côté on voit le revêtement épithélial des papilles filiformes très hypertrophié et comme recouvert d'un enduit noirâtre. Les papilles filiformes, ou plutôt leurs gaines épithéliales atteignent jusqu'à un centimètre de longueur et sont inclinées en sens différents à peu près comme « l'herbe versée », pour me servir de l'expression de Gubler.

Ces papilles présentent à considérer deux colorations différentes : leur moitié libre offre une teinte noire, tandis que la moitié adhérente à la langue est d'un blanc jaunâtre. Cette coloration de la langue s'étend depuis le sommet du V lingual en arrière jusqu'à un centimètre de la pointe de cet organe en avant. Des deux côtés de la ligne médiane, la coloration noire s'étend sur une largeur de un centimètre environ ; les bords de la langue sont rouges.

Cette coloration, qui s'est montrée à plusieurs reprises, est apparue pour la première fois en 1882 et seulement du côté gauche ; elle dura deux mois. Le malade était alors dans le service de M. Ball et rien dans sa médication n'explique cette coloration ; le malade, en effet, ne prenait que de l'huile de foie de morue, du sulfate d'atropine et du sirop de codéine.

A la seconde reprise, le côté droit resta encore indemne ; ce ne fut qu'à la troisième fois qu'il commença à se colorer ; puis, graduellement dans les reprises suivantes, les deux côtés se colorèrent également.

Du mois de juillet jusqu'à ce jour, 25 avril 1883, le malade a vu sa langue se colorer huit fois.

A chaque reprise, il prévoit pour ainsi dire la rechute : « Sa bouche, dit-il, devient mauvaise, les aliments n'ont aucun goût, le vin lui semble amer et cet état de malaise cesse dès que la coloration noire est franchement établie. » Le malaise cesse relativement, bien entendu, étant donné l'état général du malade.

La sensibilité tactile est bien conservée, jamais il n'y a eu de douleurs névralgiques de la langue ; pas de salivation exagérée.

Notons que depuis novembre 1882 toutes les dents se sont gâtées.

Actuellement, le malade ne prend ni fer, ni ni-

trate d'argent ; les sirops diacode et de Tolu, le sulfate de quinine et quelques tisanes émollientes forment tout son traitement.

Comme la plupart des observateurs qui nous ont
précédé, nous avons examiné les papilles de notre
malade au microscope. Voici les résultats de cet
examen :

Au faible grossissement de 50 diamètres, les papilles apparaissent nettement avec deux colorations
différentes. La moitié qui fait suite au point d'implantation est d'un jaune clair ; cette teinte s'assom-
brit de plus en plus, à mesure qu'on s'approche du
sommet pointu de la papille, jusqu'au noir absolu.
Cette coloration noirâtre se montre particulièrement au niveau des espaces intercellulaires et rap-
pelle tout à fait le dessin qu'on obtient sur les sé-
reuses au moyen de la nitratation ; elle est aussi plus
accentuée sur les bords de la papille qu'au niveau
de la partie centrale.

A un plus fort grossissement (350 diamètres), ces
différentes colorations sont plus accentuées, et l'extrémité libre des papilles en particulier paraît en
certains points absolument noire. Ainsi que nous
l'avons fait remarquer, les cellules épithéliales qui
revêtent les papilles et qui sont imbriquées à la façon
des tuiles d'un toit, présentent un contour très finement coloré en brun, ce qui permet de les distinguer les unes des autres. Ainsi qu'on le voit d'habitude, ces épithéliums ne présentent pas de noyaux,
mais on voit à l'intérieur de leurs cellules une très

grande quantité de spores brillantes, réfringentes, de forme un peu ovoïde. En certains points ces spores ont dépassé l'enveloppe de la cellule et forment de longues traînées le long de la papille ; elles sont aussi nombreuses au haut qu'au bas de la papille.

En aucun point on ne trouve de granulations pigmentaires.

Quand on colore les spores avec le violet de méthyle, celles-ci sont nettement distinctes et la coloration noire persiste aux points indiqués ; elle paraît s'étaler sur la surface des cellules et ne correspondre en aucune façon à l'existence ou au dépôt de particules colorées.

D'un autre côté, nous avons examiné le revêtement épithélial des papilles filiformes en santé sur plusieurs personnes et sur nous ; là encore nous avons retrouvé les mêmes spores que nou venons de signaler, et ces spores se coloraient également très bien par le violet de méthyle et par la fuschine ; les papilles ne différaient des autres que par la coloration et la longueur.

Comme d'autres, nous avons essayé de nous inoculer ce parasite et cela, à trois reprises différentes, mais toujours en vain ; il faut au champignon un milieu spécial.

Maintenant, que conclure de toutes ces observations ?

Nous serons prudent, et, comme M. Lancereaux, nous manifesterons le désir de voir faire d'autres recherches sur ce sujet. Nous ne pouvons pas, cependant, ne pas constater avec MM. Raynaud, Lancereaux, Laveau et Dessois, la présence d'un parasite dans la langue noire, puisque notre observation le décrit à son tour. D'autre part, d'autres observateurs, parmi lesquels M. Féréol, affirment ne l'avoir jamais rencontré, malgré les plus minutieuses recherches; d'autre part encore nous avons prouvé que ce ne sont pas les spores qui colorent l'épithélium. En présence de ces différents résultats, nous croyons le titre de notre travail suffisamment justifié, et nous concluons qu'il peut exister deux espèces de langue noire: l'une simple, l'autre compliquée de spores.

Nous ne croyons pas aux taches pigmentaires de Bertrand de Saint-Germain, non plus qu'aux granulations pigmentaires d'Eulenberg, parce que le pigment n'apparaît que dans la couche de Malpighi, tandis que dans le cas de coloration noire de la langue c'est l'épithélium seul qui change de couleur.

Comme on a pu le voir, cette affection n'atteint que les individus débilités par l'âge ou la maladie : paraplégique, asthmatique, convalescent de fièvre typhoïde, rhumatisant, phthisique..., etc.

Nous avions espéré un instant pouvoir rapprocher cette coloration des manifestations bronzées de la maladie d'Addison, de certaines pigmentations d'origine nerveuse ; notre malade étant tuberculeux, nous croyions d'abord pouvoir établir

une analogie avec certaines mélanodermies observées chez les phtisiques, mais l'étude à laquelle
nous nous sommes livré nous en a fait rabattre et
maintenant que notre travail est presque terminé,
nous demandons pardon à nos juges de ne leur
présenter, en somme, qu'une observation personnelle et un résumé de la question.

CHAPITRE III

DIAGNOSTIC.

Le diagnostic nous paraît simple. On ne saurait, en effet, confondre cette coloration noire extrinsèque spontanée de la langue avec une foule d'autres cas de coloration de la partie supérieure de cet organe.

On ne saurait, en effet, la confondre avec les enduits sanguinolents noirâtres qui surviennent dans le cours des maladies adynamiques et hémorrhagiques, principalement dans la dothiénentérie. La coïncidence d'un état typhoïde, la fréquence de cette altération que tout le monde connaît, seraient suffisants, même à l'égard des esprits les moins prévenus, pour éviter toute confusion. Dans les enduits fuligineux et dans les concrétions membraneuses, il existe fréquemment deux autres parasites végétaux, le cryptococcus cerevisiæ et le leptothrix buccalis que le microscope fait découvrir ; mais ces parasites ne forment jamais de dépôts à l'œil nu. On y rencontre également des poussières et tous les produits que laisse à sa suite le sang épanché hors des vaisseaux et plus ou moins décomposé. L'état général du malade, l'aspect, le siège de ces fuliginosités, occupant les dents, les lèvres, etc., leur mode de formation, leur nature ne permettent aucune confusion.

Nous citerons simplement comme mémoire la coloration brunâtre consécutive à l'usage d'aliments riches en matières colorantes (chocolat, fruits, réglisse, etc.). Cependant l'aspect de la langue atteinte de nigrite ayant été comparé à celui que présenterait la langue d'une personne qui aurait léché une plume pleine d'encre, nous avons cru devoir signaler ces cas, qui, chez des simulateurs et à un examen superficiel, il est vrai, pourraient faire croire à un état pathologique.

Il en est de même de la coloration que peut occasionner la réaction de deux substances, dont l'une contient du tannin et l'autre du fer, introduites dans la bouche en même temps ou à peu de distance l'une de l'autre, bien que, dans certaines circonstances, l'addition de ces deux substances paraisse difficile à expliquer.

L'usage prolongé des sels d'argent donne lieu à une couleur ardoisée disséminée par plaques irrégulières à la surface du corps, et la muqueuse buccale, dans les cas les plus prononcés, présente un reflet bleuâtre. La teinte générale du corps et des muqueuses, le liséré métallique situé au collet des dents et les renseignements pris auprès du malade permettront de remonter facilement à l'origine du phénomène.

Les plaques grises des fumeurs seront également facilement reconnues. Cette altération con-

siste dans un épaississement de l'épithélium avec
induration circonscrite du derme muqueux. L'aspect de ces plaques parcheminées et fendillées par
places, leur siège sur les bords et à la pointe de la
langue sont des signes plus que suffisants pour les
distinguer.

Telles sont les différentes causes externes et pour
ainsi dire mécaniques, pouvant annuler jusqu'à
un certain point la nigrite de la langue.

Les causes internes se rattachent à deux grandes
maladies : la phtisie pulmonaire et la maladie d'Addison. Nous allons les passer en revue et montrer
en quoi les phénomènes de coloration, qu'on voit
survenir en pareil cas, diffèrent de l'affection qui
nous occupe.

Dans la maladie bronzée, les muqueuses subissent l'infiltration pigmentaire dans la majorité des
cas. L'intérieur de la bouche est quelquefois marbré de taches noirâtres, analogues à celles qu'on
rencontre dans certaines races de chiens ; mais ces
tachès siègent presque toujours sur la muqueuse
qui tapisse les joues et la voûte palatine. La langue
est rarement maculée ; on n'en trouve que trois
cas dans un relevé de 193 observations, dû à M. le
Dr Greenhow (1), et M. le Dr Martineau (2) ne l'a
rencontrée qu'une fois sur 85 observations.

Mais, de même qu'à la peau c'est presque tou-

(1) Greenhow. Traité de la maladie d'Addison (obs. 132, 137,
155).

(2) L. Martineau. Maladie d'Addison (thèse de Paris, 1863).

jours dans le réseau de Malpighi que se trouve accumulée la matière colorante, tandis que le derme et la partie superficielle de l'épiderme n'en présentent habituellement aucune trace ; de même, dans les cas rapportés par M. le Dr Greenhow, les papilles de la langue étaient le siège d'une pigmentation abondante. L'autopsie a démontré que ni l'épithelium qui les recouvrait, ni le derme sousjacent, n'avaient participé à l'infiltration.

La confusion n'est donc pas possible, puisqu'il s'agit de lésions tout à fait différentes par leur nature et leur siège anatomique. De plus, on n'y rencontre pas cette prolifération et cet aspect feutré de la couche superficielle de l'épiderme, qui recouvre la langue ; et enfin la coloration qui se généralise à tout le corps occupe également les autres parties de la muqueuse buccale, et en particulier le voile du palais.

La mélanodermie des tubercules se limite plus spécialement au visage. Elle est toujours symétrique, débute le plus souvent par le nez et le front. Elle ne se généralise que d'une manière très exceptionnelle, et n'envahit que très rarement les muqueuses. M. le docteur Jeanning (1) ne l'a pas observée une seule fois, dans un relevé de trente observations très détaillées, sur les pigmentations cutanées dans les phthisies pulmonaires ; et cepen-

---

(1) Dr Jeanning. Des pigmentations cutanées dans la phthisie pulmonaire (thèse de Paris, 1869).

dant son attention avait été attirée sur ce point, puisqu'on lit dans sa thèse le passage suivant : « Dans le cas même où j'ai vu la peau pigmentée dans son ensemble (observation de Brunet), les muqueuses de la bouche et de la langue avaient leur couleur naturelle. »

Il est des cas, cependant, dans lesquels cette pigmentation peut gagner la muqueuse linguale et même l'occuper d'une façon exclusive, ainsi qu'on le voit dans l'observation suivante de M. le docteur Greenhow (1).

« Langue présentant des parties pigmentées qui simulent celles que l'on voit souvent dans les cas de maladies d'Addison.

« Ce spécimen provient d'un homme, mort le 12 décembre 1872, à l'hôpital de Middlesex, où il recevait mes soins.

« Le malade m'avait été présenté par mon collègue M. Nunn, qui m'a rapporté que ces taches existaient depuis trois ans au moins.

« De chaque côté de la langue, il y avait une ligne d'une largeur irrégulière, d'une coloration noir bleuâtre. Il y avait aussi une tache plus petite à son extrémité, et la muqueuse qui double la partie interne des lèvres et des joues, plus particulièrement du côté gauche, était bigarrée de plaques d'un pigment brun. Le changement de coloration

(1) Société pathologique de Londres (mardi 17 décembre 1873).

de ces parties offrait un aspect particulier que je n'avais rencontré nulle part, si ce n'est dans la maladie d'Addison. On ne rencontrait de traces de coloration sur aucune partie du corps. L'aréole du mamelon, le pénis, le scrotum, qui sont les parties habituellement affectées dans la maladie d'Addison, avaient une coloration normale. D'un autre côté, cet homme nous a raconté que, quatre ans auparavant, il avait fait un effort violent en essayant de soulever deux sacs de farine, et que depuis, il avait toujours ressenti des douleurs dans les reins. Il avait fréquemment du vertige et des palpitations. Le moindre effort lui occasionnait une gêne extrême de la respiration.

« Le cas était assez obscur pour ne pas me permettre de porter une opinion positive sur la nature de cette affection ; mais le premier j'ai émis l'idée que ce n'était pas un cas de maladie d'Addison.

« A l'autopsie, on trouve dans les poumons les lésions de la phthisie à une période avancée, mais les capsules surrénales étaient absolument saines.

« Des coupes, faites au niveau des parties colorées de la langue et examinées au microscope, ont montré que le pigment était contenu uniquement dans les corpuscules du tissu conjonctif des papilles et dans les couches sous-muqueuses. »

Ici, comme dans la maladie d'Addison, nous avons affaire à un dépôt de pigment dans le réseau de Malpighi, et nous ne constatons nulle part cette altération de la couche superficielle de l'épithélium caractéristique de l'affection qui nous occupe.

Quant aux cas rapportés par Bertrand de Saint-Germain et Eulenberg, dans lesquels la coloration était due à la présence de granulations pigmentaires, comme ce sont les seuls cas analogues connus jusqu'ici, et que l'aspect extérieur de la langue semble notablement se rapprocher, d'après leurs descriptions, de celui de l'affection qui nous occupe, il y a lieu de se demander s'il ne s'est pas glissé quelque erreur dans l'observation de ce pigmentum, et si ces faits ne rentrent pas dans la classe de ceux que nous étudions en ce moment.

Traitement. — La coloration noire de la langue n'offrant aucune gravité, disons de suite que notre malade n'a suivi aucun traitement et qu'à cette heure, toute trace de prolifération de l'épithélium des papilles et toute trace de coloration ont disparu. Eulenberg avait employé l'eau chlorurée. D'après M. Laveau, la médication parasiticide employée seule serait insuffisante. Il faut y joindre des moyens mécaniques propres à déblayer la muqueuse de la langue. Voici le moyen proposé par M. M. Raynaud :

Faire racler la surface malade avec le tranchant d'une spatule. Immédiatement après, badigeonner la langue avec une solution d'acide phénique au cinquantième.

Le traitement employé par M. Féréol est à peu

près le même; seulement il remplace l'acide phénique par une solution de sublimé au 1/500°.

Le malade de M. Dessois a été traité par le chlorate de potasse et surtout le borax dans le but de
desquamer les papilles pour entraîner le parasite
au-dehors. En même temps on lui fit prendre des
alcalins à l'intérieur, de façon à augmenter notablement l'alcalinité de la salive, condition défavo-
rable au développement du microphyte. Le raclage
fut employé de même que des lotions parasiticides
avec une solution de sublimé au 1/500°

CONCLUSIONS.

Deux espèces de langue noire : l'une simple, l'autre compliquée de parasites.

La langue noire est surtout observée sur les vieillards et les personnes affaiblies.

Elle est purement locale et sans gravité. Sa durée est variable.

Elle est due à une prolifération de l'épithélium qui s'hypertrophie en longueur et prend la forme de poils.

Elle guérit sans traitement.

· INDICATIONS BIBLIOGRAPHIQUES.

Rayer. — Traité théorique et pratique des maladies de la peau, vol. III, p. 573, 1835.

Bertrand de Saint-Germain. — Nigrite de la langue en dehors de tout état fébrile. Comptes rendus des séances de l'Académie des sciences, 28 mars 1855.

Gubler. — Bouche (Séméiologie). Dict. de Dechambre.

M. Raynaud. — Bulletins et Mémoires de la Soc. méd. des hop., t. VI, 3e série, 1849.

Féréol. — Bulletins et Mémoires de la Soc. méd. des hop. de Paris, 25 juin 1875.

Laveau. — Thèse de doctorat, Paris, 2 août 1876.

Dessois. — Thèse de doctorat, Paris, 11 décembre 1878.

Greenhow. — Traité de la maladie d'Addison (obs. 132, 137, 155).

L. Martineau. — Maladie d'Addison. Thèse de Paris, 1863.

Dr Jeanning. — Des pigmentations cutanées dans la phthisie pulmonaire. Thèse de Paris, 1869.

Société pathologique de Londres (mardi 17 sept. 1883.

Paris. — A. PARENT, imp. de la Fac. de médec., A. DAVY, successeur, 59, rue Madame et rue M.-le-Prince, 14.

www.ingramcontent.com/pod-product-compliance
Ingram Content Group UK Ltd.
Pitfield, Milton Keynes, MK11 3LW, UK
UKHW021711130726
13696UKWH00004B/1753